DE
L'IMITATION

AU POINT DE VUE

MÉDICO-PHILOSOPHIQUE

PAR

Le docteur P. Berthier,

MÉDECIN DES ASILES D'ALIÉNÉS DE BOURG (AIN),
ANCIEN INTERNE-LAURÉAT DES HOPITAUX D'ALIÉNÉS.

(Mémoire lu à la Société Impériale d'Émulation de l'Ain.)

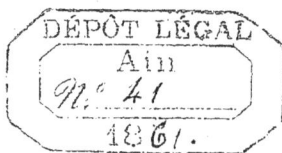

BOURG,
IMPRIMERIE DE MILLIET-BOTTIER.

1861.

DE L'IMITATION,

AU POINT DE VUE MÉDICO-PHILOSOPHIQUE.

DE
L'IMITATION

AU POINT DE VUE
MÉDICO-PHILOSOPHIQUE

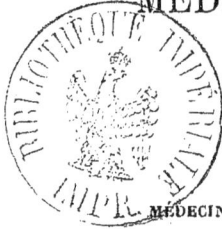

PAR

Le docteur P. Berthier,

MÉDECIN DES ASILES D'ALIÉNÉS DE BOURG (AIN).

(Mémoire lu à la Société Impériale d'Émulation de l'Ain.)

Quelques individus tiennent de leur organisation ou de pernicieux exemples, des penchants funestes qu'excite vivement le récit d'une action criminelle devenue l'objet de l'attention pub'ique. Sous ce rapport, la PUBLICITÉ des crimes n'est pas sans danger.
DE LA PLACE.
(*Essai sur les Probabilités.*)

BOURG,
IMPRIMERIE DE MILLIET-BOTTIER.

1861.

DE L'IMITATION,

AU POINT DE VUE MÉDICO-PHILOSOPHIQUE (1).

(Mémoire lu à la Société Impériale d'Emulation de l'Ain.)

PREMIÈRE PARTIE.

§ 1er.

En réfléchissant à l'existence de l'homme et en la décomposant, on voit d'abord, au milieu d'une parfaite unité qui relie ses actes, des caractères génériques très-tranchés qui les distinguent. Le tout aide à la partie, comme la partie au tout ; chacun concourt à l'harmonie, à l'équilibre général. Et pourtant, quelle différence entre eux, entre chacun d'eux : le repas et le sommeil, le sommeil et le langage, le langage et l'exercice, l'exercice et le repos.

Mais, en poursuivant l'analyse, on ne tarde pas à découvrir que cette multitude de genres se résument en deux seuls, qui relèvent de deux ordres, de deux seuls ordres de faits : les uns dépendants, fixes, nécessaires ; — les autres libres, variables, contingents.

Les premiers, appartenant au domaine de la Vie végétative, sont communs aux animaux : la digestion, la nutrition, la respiration, la circulation, l'exonération, etc. Ils sont insépa-

(1) Pour comprendre l'opportunité de cette lecture, il est nécessaire de savoir qu'elle a été faite dans le courant de 1860.

1

rables de l'organisme, se répètent dans le même cercle, et s'exécutent en dépit de la volonté comme ils lui échappent. Aucun de nous ne peut se dispenser de se nourrir, de se mouvoir, de respirer, etc. Et si ces fonctions s'interrompent ou s'entravent, ce ne peut être que temporairement et préjudiciellement.

Les seconds, appartenant à la Vie spirituelle, sont particuliers à l'homme : la réflexion, l'amour, le culte, la charité, etc. Ils peuvent se supposer obscurs, voilés, absents même jusqu'à un certain point, sans que l'âme soit en péril : ils s'exécutent au gré de l'individu, et sont soumis à un nombre incalculable d'éventualités. Personne ne doute qu'il ne suspende à volonté ses idées et ses jugements, ou ne soit capable d'en changer momentanément le cours, sans que sa raison subisse des atteintes ; et l'on sait que dans certains cas de folie, qu'on appelle la stupeur, le Principe pensant est comme paralysé, peut rester paralysé pendant des années entières.

L'ordre de faits, dont relèvent les premiers actes énoncés, a reçu le nom de Vital ; le second s'appellera Intellectif ou Moral.

D'après ce que nous venons de dire, ce premier ordre a pour signes : l'immanence, la fatalité, l'imperfectibilité, qui en constituent le critérium par leur ensemble.

Or, l'étude de l'homme complet amène à constater, comme revêtus de cette caractéristique, tous les actes instinctifs, communs au règne animal ; mais dont la qualité varie avec le rang du sujet.

Parmi ces derniers se trouve l'Imitation, pouvoir de répéter automatiquement et forcément certains actes dont on est témoin, sans que la réflexion y ait eu aucune part. Le bâillement, par exemple, consiste, dans l'espèce, à reproduire un écartement des mâchoires, opéré par un individu avec lequel nous n'avons de rapport que par la vue ou le voisinage, dans une voiture, une rue, une assemblée. Il est si peu soumis à la Volonté que Darwin le regardait comme une irritation mécanique. Lorsque nous voyons pleurer pendant quelques instants, à notre insu la face se ride, les paupières clignotent; et pour peu que nous demeurions avec ceux qui versent des larmes, nous finissons par en répandre à notre tour : phénomène habituel chez les femmes.

A qui n'est-il pas arrivé de rire en voyant rire bruyamment, et de contempler les rieurs se regarder les uns les autres, en ayant l'air de se demander les motifs d'une telle hilarité? — Malgré eux les lèvres se serrent, ses coins s'écartent, les yeux brillent, la voix se saccade, et il faut *sembler* joyeux.

Voyez la foule qui se presse autour des mimes, des jongleurs, des charlatans de place publique! En un instant, toutes les figures des spectateurs prennent une physionomie harmonique avec celle de celui qui les attire. En présence d'une statue ou d'un tableau, le même effet se produit : les traits se contractent ou se dilatent à l'unisson des personnages de la scène.

Nous entendons de la musique : aussitôt nous sommes pris d'un besoin irrésistible de battre la mesure, ou de fredonner; quoique nous sachions fort bien que cette imitation de notre part est maintes fois malséante.

Les médecins aliénistes basent un point de thérapeutique sur cette connaissance vulgaire. Quand un malade, plongé dans une torpeur générale, refuse le travail, la nourriture, l'obéissance à la règle; ils se gardent bien, de prime-abord, de le réprimander, de le contraindre, et de le renfermer. Ils le mènent, l'un, à côté de ses camarades qui travaillent, et l'on en voit beaucoup qui sont pris, à leur contact, de l'envie de s'occuper; — l'autre, au milieu d'une table de réfectoire, et l'on en voit qui finissent par manger, parce que leurs voisins mangent. C'est machinalement, alors, qu'ils saisissent une pioche, une aiguille, une fourchette.... On se comporte de même, pour l'observation du règlement, envers les récalcitrants et les insubordonnés; sauf à user des moyens de contrainte, lorsque les voies de la douceur ont tour à tour échoué. Que de fois, enfin, ne recourre-t-on pas au stratagème de la miction simulée par la chute d'un filet d'eau dans un vase, pour provoquer l'excrétion urinaire de ceux qui résistent à ses stimulants; à l'exemple de ce qui se pratique envers certains quadrupèdes?

Les actes de la vie cosmique, avons-nous dit, offrent le spectacle d'un parfait ensemble au milieu d'une variété infinie; grâces à cette harmonie qui y préside, et forme du tout humain une admirable unité.

Cette harmonie nous explique comment un choc perçu dans une partie retentit avec plus ou moins de force dans une autre, comment un trouble d'une faculté de l'âme trouve plus ou moins d'écho dans les autres facultés, elle nous explique enfin ce qu'on nomme la Sympathie.

La sympathie est pour tous, pour le corps, pour l'esprit, pour la vie, pour les organes.

Une chute d'un lieu élevé sur les pieds détermine une fracture du crâne : voilà un genre de sympathie, qu'on peut appeler Mécanique.

Une inflammation d'intestin produit des symptômes d'encéphalite : voilà un genre de sympathie, qu'on peut appeler Physique.

Une émotion violente amène des désordres dans le foie :

voilà un autre genre de sympathie, qu'on peut appeler en même temps Physiologique et Moral.

Toutes les fois qu'une maladie est communiquée par intermédiaire, par contre-coup, que sa cause s'est pour ainsi dire réfléchie du point où elle a frappé au point où elle se manifeste, on la considère comme sympathique.

Or, tous les instincts sont sujets à éprouver des maladies *directes* comme des maladies *sympathiques ;* de même que les instincts de la conservation, de la génération, de la respiration, celui de l'imitation peut être affecté et directement et par sympathie.

Un homme en voit un chanter, et il se met à chanter, quoiqu'il pense à autre chose ; il imite spontanément ou mieux automatiquement. Voilà de l'imitation directe.

Ce même homme entend un sermon, à la suite duquel il va se confesser ou se jeter dans un cloître. Voilà de l'imitation sympathique (**1**).

Nous allons étudier chacune des catégories.

§ 2.

L'imitation spontanée est cette faculté que possède tout animal de reproduire certains actes en conformité d'un type, sans y avoir été incité par aucune réflexion.

Cette faculté, disons-nous, tout animal la possède ; c'est une sorte d'instinct : c'est dire qu'elle est du domaine de la vie proprement dite.

Toutefois, elle est proportionnelle au degré de l'animal dans la hiérarchie des êtres ; et comme elle a pour conditions

(1) Nous ne parlons ici que du côté physiologique ; car nous croyons parfaitement au secours de la *grâce.*

d'exercice le système nerveux, elle se trouve également proportionnelle au développement de ce système, elle est plus ou moins parfaite, selon que l'organe de transmission jouit de plus de perfection.

Chez les bêtes des races inférieures, elle est tellement obscure, qu'on ne la distingue pas.

Chez les oiseaux, elle devient perceptible : le geai, la pie, le corbeau, le sansonnet, le merle, le canaris, imitent quelques sons humains : le serin retient des airs, simule la voix de son maître; la fauvette, élevée avec le rossignol, finit par mêler à son chant celui de son ami; le perroquet se distingue par une propension proverbiale.

Chez les mammifères, cette faculté s'accroît. Le cheval et l'éléphant nous montrent un pouvoir imitateur, plus prononcé chez le chien. La guenon, le babouin et le magot nous offrent à cet égard des exemples surprenants. Le singe, parmi lesquels celui que les Indiens ont appelé l'homme-sauvage ou orang-outang, est celui chez qui cette même faculté existe au plus haut degré : on lui apprend à manger, à boire, à tenir des cartes, à porter et à bercer des nourrissons, à monter la garde, jusqu'à courtiser les femmes! Tel celui dont parle Vosmaër; il piquait des fraises une à une avec sa fourchette, débouchait sa bouteille, s'essuyait les lèvres après avoir bu, se curait les dents après avoir mangé.

Buffon différencie fort bien l'*imitation forcée* de l'*imitation libre*. Il se demande laquelle des deux est dévolue au genre singe? Et, après mûre réflexion, il lui accorde la première qu'il nomme *parité*, indépendante des combinaisons de l'esprit; — cet animal *imitant parce qu'il le peut, mais non parce qu'il le veut* (1).

(1) *Histoire naturelle, générale et particulière*, MDCCLXX, pag. 54 et 55, tome XII.

Chez l'homme, l'imitation spontanée, comme tous les actes instinctifs, marche en sens inverse de la puissance intellective. Aussi, la voyons-nous très-prononcée chez l'enfant, plus prononcée chez les hommes à naturel féminin. L'on connaît les moyens que les nourrices emploient pour fixer l'attention de leurs élèves, en les amusant par des gestes ou des refrains que répètent ces jeunes êtres. Plus tard : entre les mains du précepteur, le petit garçon copie ses gestes, ses bizarreries, l'inflexion de sa voix; — entre les mains de l'institutrice, la petite fille copie ses pauses, sa tournure, ses minauderies. Envoyés dans les pays étrangers, avec quelle facilité n'en acquièrent-ils point l'accent, qu'à un âge plus avancé il est impossible de prendre. Les adultes se dessaisissent difficilement du leur : essayez de faire perdre à une vieille Marseillaise ou à un vieil Anglais leur prononciation natale! Il est des enfants qui, confiés à des personnes vaporeuses, finissent par le devenir. Il en est qui bégaient, après avoir vécu avec des bègues. Le strabisme en atteint qui, à la vue de camarades qui louchent, se sont trouvés entraînés à regarder de travers.

On se conforme, sans le vouloir, à la tenue, au ton, aux manières, aux allures des personnes avec lesquelles on vit dans un contact habituel. Les impressions morales et physiques déteignent sur les êtres qu'elles entourent; et il faut souvent que la raison intervienne pour nous arracher à la toute puissance d'une habitude contractée dans ces circonstances. Rien n'est plus juste que le proverbe : *Dis-moi qui tu hantes, je te dirai qui tu es.* Les individus, qui ont la coutume de se promener ensemble, s'empruntent très-fréquemment leur débit, leurs mots, leur style.

Qui n'a été à même de constater l'influence du son de voix, et la tendance à l'égalité du diapason dans les assemblées? Avec quelle flexibilité le timbre se modèle sur celui des autres, sur celui de l'interlocuteur !

Les médecins d'aliénés se sont bien gardés de négliger cette remarque ; ils la mettent à profit dans leurs dialogues fréquents avec leurs malades. Celui-ci est-il turbulent, et a-t-il le verbe haut ; le praticien parle bas, jusqu'à ce qu'il ait forcé son client à se mettre à l'unisson : au contraire, le malade est-il triste, plongé dans la stupeur, le praticien parle haut, et monte d'une octave, jusqu'à ce que le malade se soit décidé à lui répondre.

Il n'est pas jusqu'à la douleur physique qui ne puisse être imitée. La vue du choléra donne des coliques, le bruit du rhume chatouille la gorge. « Depuis que vous toussez, ma chère enfant, j'ai mal à notre poitrine », écrivait Mme de Sévigné dans ses Lettres incomparables, traduisant dans cette phrase toute une doctrine scientifique. M. Jolly, qui a composé un discours sur le même sujet, rapporte qu'une mère ne pouvait soutenir le regard de sa fille atteinte d'ophtalmie, sans éprouver elle-même ce genre d'affection. « Ne connaissez-vous pas, ajoute-t-il, ce singulier fait cité par Mallebranche d'une jeune servante qui, témoin d'une saignée de pied que l'on pratiquait à son maître, fut saisie, au moment de la piqûre, d'une douleur si vive à la saphène qu'elle fut obligée de garder le lit pendant plusieurs jours. » Et voici Thomas Bartholin qui raconte qu'un mari était en proie à de violentes coliques toutes les fois que sa femme éprouvait les douleurs de l'enfantement.

Le pouvoir imitateur participant de l'instinct, étant plus prononcé chez l'enfant, est plus prononcé dès lors chez les nations incultes. Bœrrhaave raconte qu'un jeune homme, qui se trouvait dans ces conditions, copiait servilement, et machinalement, les mouvements, les gestes, les attitudes, les chants, les ris, les pleurs, tous les actes qui se passaient autour de lui, faisant tour à tour de la géométrie, de la mécanique, de l'harmonie, du sentiment, selon qu'il en voyait faire.

Ce pouvoir, par conséquent, doit être plus prononcé chez les peuplades sauvages. Dans le monde connu, c'est l'Amérique qui en offre le plus d'exemples ; et en Amérique se distinguent surtout les Etats-Unis. Les crimes et les délits s'y présentent groupés dans un tel ordre qu'on peut se demander avec quelque raison si leurs auteurs sont atteints d'une épidémie funeste, ou s'ils obéissent au besoin fatal de prendre modèle sur leurs devanciers. Le revolwer joua d'abord un rôle essentiel dans tout assassinat ; la hachette l'a remplacé, et l'on a vu monter sur l'échafaud de plusieurs Etats des malheureux qui avaient tranché avec cet instrument vulgaire la vie de leurs parents les plus proches, de leurs amis les plus intimes. Le poison est venu à son tour ; et ce n'étaient, pendant quelques mois, qu'analyses d'intestins, exhumations, rapports médicaux. Puis, tout-à-coup, les mœurs se sont radoucies : sauf quatre ou cinq meurtres qui ont eu lieu dans la même semaine. Sans exception aucune, leurs victimes étaient de malheureuses filles de joie, que leurs amants avaient élevées à la dignité d'épouses, et qu'ils immolèrent ensuite dans un moment de jalousie ou de désespoir. Alors, il s'est élevé comme un vent de séduction, et de toutes parts on n'entendait parler que de femmes mariées ayant disparu avec leurs amants, de jeunes filles ayant quitté leurs familles pour suivre des professeurs, des journalistes, des ministres de l'Evangile. Ce sont aujourd'hui les vols dans les bureaux de poste qui défraient la curiosité publique.

Après les habitants de l'Union, les Péruviens et les Mexicains viendraient : à la suite de l'invasion espagnole, ils furent frappés, on se rappelle, d'une espèce d'épidémie suicide, et se tuèrent en si grand nombre qu'au récit des historiens, il en périt plus par leurs propres mains que par le fer de l'ennemi.

En Asie, ce sont les Indiens qui sont le plus imitateurs : peut-être faut-il attribuer cette prépondérance à une surexcitation plus grande du système nerveux, qui provoque et entretient les tendances fanatiques.

En Afrique, ce sont les habitants du centre, des régions les moins explorées, et où la civilisation n'a pu pénétrer encore.

En Europe, ce sont les habitants des contrées septentrionales.

Je le répète; il ne s'agit ici que de la faculté imitative, *comme instinct proprement dit.*

La faculté imitative, de même que tout autre faculté, est sujette à maladie.

Qu'est-ce que sa maladie? Une perversion.

Eh bien : cette perversion engendre la folie; par le retentissement qu'elle exerce sur le cerveau, et le trouble que, par suite, elle apporte dans les idées.

Les auteurs spéciaux fourmillent d'exemples de gens qui ont été pris subitement du désir irrésistible de tuer, périr, voler, incendier; parce qu'ils venaient d'être témoins d'un vol, d'une mort, d'un sinistre. Ils ne pouvaient nullement rendre compte de leur crime, que par une impulsion invincible ayant dirigé leur bras.

Quelque terrible et effrayante que soit une pareille révélation, elle ne peut que se constater. Qu'on parcourt, pour s'en convaincre, Gall, Lucas, Esquirol, Georget, Falret, Cazauvieilh, Marc, Calmeil; que l'on consulte ceux qui font autorité dans la science par leur nom, leur opinion, leurs titres à l'estime publique : Ferrus, Parchappe, Girard, Baillarger, Cerise, etc.

Une dame avait reçu dans son esprit une si vive impression à la vue de sa femme de chambre se jetant dans un puits, que dès lors elle ne pouvait plus voir un puits sans se sentir comme forcée de s'y précipiter (1).

Un idiot, dit Gall, après avoir vu tuer un cochon, crut pouvoir égorger un homme, et l'égorgea (2).

Un mélancolique assista au supplice d'un criminel, et fut saisi tout-à-coup du désir le plus véhément de tuer, conservant la plus vive appréhension de commettre ce crime (3).

Un enfant de six à huit ans, raconte Lucas, étouffe son plus jeune frère. Le père et la mère rentrent, reconnaissent le crime et l'auteur; ils lui en demandent la cause : l'enfant se jette en pleurant dans leurs bras, et répond qu'il ne l'a fait que pour imiter le Diable qu'il avait vu étrangler Polichinelle (4).

Le même phénomène s'observe à l'état épidémique. L'exemple le plus ancien remonte à Plutarque : à Milet, en Asie-Mineure, les jeunes filles et les femmes se pendaient à l'envi les unes des autres, et se donnaient la mort jusques dans les bras de leurs gardes. Sous le règne de Ptolémée, en Egypte, les prédications d'un philosophe stoïcien ayant suscité des suicides, une foule d'individus se tuèrent, sans s'instruire seulement sur les motifs des premiers. A Lyon, d'après les récits de Primerose, nombre de femmes se jetèrent dans le Rhône, après en avoir vu quelques-unes qui venaient de s'y noyer. Au commencement de ce siècle, dans le Valais, s'il faut en croire Desloge, une femme s'étant pendue, une foule de femmes se pendirent sans raisonner leur conduite. En France, sous l'Empire, un soldat se tue dans une guérite; plusieurs autres

(1) *Fonctions du cerveau et de chacune de ses parties*, tome IV, p. 199.
(2) Lorry, *De morbis melancholicis.*
(3) *De l'Imitation contagieuse*, thèses de Paris, 1833. Passim.
(4) Gall, *Opere et loco citat.*

choisissent aussitôt cette guérite pour s'y tuer. Vers la même époque, un invalide se pend à une porte : dans l'espace de quinze jours, douze invalides se pendent à cette porte. Au mois de février 1844, trois cent cinquante hommes du 3me bataillon du 1er régiment de la légion étrangère étaient campés à Sidi-bel-Abbès, dans la province d'Oran. Un soldat s'étant mutilé, en se tirant volontairement un coup de fusil dans le poignet, treize autres se mutilèrent de la même manière dans l'espace de vingt jours. Le commandant effrayé, leva le camp et le transporta à huit lieues de là. Quel ne fut pas son étonnement, quand il apprit que huit de ses soldats s'étaient mutilés comme les autres, huit jours après leur arrivée à Aïn-Tiffrit ! Dernièrement enfin, MM. Baillarger et Auzouy ne citaient-ils pas, le premier des cas de folie communiqués dans une famille, le second un cas d'hallucination avec trouble intellectuel communiqués par un maître à sa domestique? L'épidémie des Ursulines de Loudun ne fut-elle pas d'abord toute sensorielle? Ne se rappelle-t-on pas encore que M. Poilroux avait observé, en 1848, dans les Basses-Alpes, une aliénation mentale qui s'était déclarée successivement, sans cause connue, chez tous les membres de deux familles composées de treize personnes?

Voulons-nous pousser plus loin nos investigations; nous verrons des faits semblables se produire par séries, au sujet de l'incendie, du vol, de la sodomie.

Je me borne à ces exemples, que certains auteurs attribuent complaisamment au magnétisme, et je renvoie, pour plus amples informés, aux ouvrages spéciaux, tels que celui de M. Calmeil; pour ce qui a trait aux folies épidémiques, et les convulsions de ce genre, dont les annales de la France ne sont malheureusement pas dépourvues; et qui étaient si bien regardées par nos maîtres, comme des maladies de l'ordre vital, qu'Esquirol se demande si elles ne dépendraient pas d'une disposition de l'atmosphère (1).

La chorée, le mal-caduc, l'hystérie, toute la classe des vapeurs se transmet également. La manufacture des tabacs de Lyon fut le théâtre d'une scène dont le monde médical de cette ville a été vivement impressionnée. Dans un atelier occupé par une soixantaine de femmes, une d'entre elles tombe en proie à une attaque de nerfs. Ses compagnes s'empressent de lui porter secours... mais presque aussitôt, une deuxième, une troisième, une quatrième, puis dix, puis vingt, tombent simultanément en proie aux mêmes symptômes nerveux, dont l'envahissement n'a cessé qu'avec l'évacuation de la salle (2). Tous ceux qui ont un peu vécu dans les maisons de santé savent que la vue de l'épilepsie détermine quelquefois l'épilepsie, et que ce n'est point sans raison que la loi y exige un local séparé pour les malades atteints de cette terrible affection.

Le refus de l'ingestion alimentaire se transmet aussi par imitation à plusieurs aliénés d'un même établissement. On s'est appuyé sur cette remarque pour éviter le rapprochement des mélancoliques et des malades atteints de tendances analogues.

Les névroses spasmodiques, si communes au moyen-âge, n'avaient pas d'autre origine. Nicole raconte que, dans un couvent d'Allemagne, les religieuses furent prises, à l'instar les unes des autres, d'un besoin irrésistible de miauler; et un de mes anciens collègues rapporte, dans sa thèse, qu'à Charavines, dans l'Isère, les filles étaient forcé d'aboyer périodiquement; comme celles qui furent affectées en 1613 du mal de Laïra dans la commune d'Amou.

(1) Voir Calmeil, *De la Folie, considérée au point de vue pathologique,* etc. Passim.

(2) *Journal des connaissances médico-chirurgicales,* 16 février 1851.

Wier raconte que des nonains du monastère de Brigitte, près de Xante, et celles du couvent de Horn imitaient, convulsivement, le bêlement des troupeaux. Dans le comté d'Oxfort, à Black-Thorn, cinq jeunes filles se mirent successivement à hurler à heures fixes, d'après un récit du Journal de Trévoux de 1701. Enfin, au couvent de Kintorp, les religieuses se mordaient comme des chiens enragés, par suite d'une épidémie qui sévissait près d'Hammon. Ajoutons à tous ces faits cette épidémie d'extase récemment observée dans la Norwége, à la suite des prédications fanatiques du Méthodisme; et ces convulsions épileptiformes qui, en 1844, avaient envahi une école de jeunes filles du Milanais où, dit le Dr Casanova, elles s'étaient propagées par l'instinct imitateur.....

La vue du mal se transmet donc, et détermine des habitudes pernicieuses. Elle détermine quelquefois des actes pervers, criminels; sans qu'on puisse, dans certains cas, s'expliquer cette transmission ni même la motiver.

Voilà la première conséquence qui découle des événements que nous venons de relater.

La seconde est qu'il importe de limiter le plus possible la vue du mal de toute sorte, pour prévenir ces contagions et leurs suites épouvantables.

Ceci nous ramène aux grandes questions pédagogiques qui s'agitent depuis des siècles, sur l'influence du milieu chez les enfants et les hommes.

Quelle que soit la solution, il en résultera cet enseignement que l'enfance étant la plus apte à l'imitation, la plus apte à contracter des habitudes, c'est surtout l'enfance qu'il faudra préserver de ce danger, entourer de bons exemples; pour ses intérêts de santé, pour ses intérêts de morale, pour ses intérêts d'esprit. Et non seulement il y aura nécessité d'empêcher les mauvais exemples ; mais encore nécessité d'empêcher l'imitation intelligente, la copie volontaire du ridicule et du vice, qui se transforme en habitude et peut surpasser le modèle : « Les mères ont raison, dit Montaigne, de tancer leurs enfants, quand ils contrefont les borgnes, les boiteux et les bicles, et tels aultres défaults de la personne ; car oultre ce que le corps ainsi tendu en peult recevoir un mauvais ply, je ne sais comment il semble que la fortune se joue à nous prendre au mot. » Une jeune fille de sept ans jouait si bien le rôle d'épileptique à l'Hôtel-Dieu de Montpellier qu'elle trompait tous les médecins ; lorsque Sauvages, soupçonnant la supercherie, ordonna, pour éviter que la feinte ne se transformât en réalité, que l'on fouettât sur le champ la malade, quand elle reprendrait ses crises..... et la prétendue malade guérit !

DEUXIÈME PARTIE.

§ 1er.

L'imitation sympathique est cette faculté instinctive que possède l'homme de répéter l'acte de son semblable, sur la provocation d'une idée qui l'a fortement ému. Cette provocation a lieu soit par la vue, soit par l'ouïe, soit par le spectacle oculaire, soit par le spectacle écrit.

Dans l'imitation précédente, l'initiative était partie de l'instinct; dans celle-ci l'initiative a sa source dans l'esprit. Dans la première, toute lutte était impossible, si ce n'est par la réaction du principe pensant contre le principe de vie; dans la seconde la lutte est constante, mais peut n'avoir pas toujours des terminaisons funestes.

S'il y a sanité organique, le combat est égal; l'homme devient passionné, mais peut surmonter l'impression physiologique. S'il est vainqueur, s'il a le courage de résister, il est *vertueux*; s'il est vaincu, s'il a la lâcheté de céder, il est *vicieux*. Et selon que ce sujet vertueux ou vicieux aura eu affaire à une lutte de telle ou telle importance, on lui imputera plus à crime ou on le couronnera de plus de gloire. Ainsi : l'homme, qui, à la vue ou au récit du crime écoute son penchant à la destruction au lieu d'en éloigner la pensée, est déjà à moitié coupable; parce qu'il a mis le premier pas dans le chemin de la perdition. Aussi les Livres saints disent-ils avec

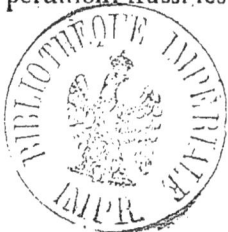

2

justesse que celui qui regarde une femme avec convoitise a déjà commis l'adultère dans son cœur. « La volonté est réputée pour le fait. » Les jurisconsultes n'ignorent pas non plus la pente insensible du crime. Rossi s'exprime en ces mots dans son *Traité de droit pénal* : « L'homme moral et ferme repousse avec horreur l'idée criminelle ; l'homme faible ou immoral ne la repousse pas, sans avoir auparavant jeté un coup-d'œil furtif ; bientôt il ne la repousse que par la crainte ; plus tard il la caresse ; enfin elle le maîtrise. »

L'état de ce malheureux s'appelle la *Perversite*. Chez lui, l'exemple a une influence funeste ; la narration poétisée du crime l'excite à le répéter.

Il n'y accède que trop souvent.

On se convaincra de la vérité de cette assertion, en compulsant nos annales judiciaires. Nous en avons eu des preuves multipliées depuis quelques années. Le département de l'Yonne fut consterné, pendant plusieurs mois, par des incendies périodiques ; et le département de l'Ain, l'an dernier, est devenu le théâtre de sinistres analogues sans qu'on ait pu découvrir les mobiles des malfaiteurs. Au commencement d'octobre de 1859, on essaie de faire dérailler un train de chemin de fer dans l'Aude : quelques jours après, deux tentatives de ce genre s'exécutent au même lieu ; quelques mois après, un quatrième accident de cette nature arrivait sur la ligne de Marseille ; et au parquet de Vannes comparaissaient dernièrement deux enfants qui avaient voulu voir si les locomotives sautaient aussi bien que les moutons. Enfin, tout récemment, trois enfants de Vernaison combinaient les moyens de *faire sauter en l'air* un train de voyageurs. A peine l'infamie de Chinon venait-elle d'être divulguée qu'une fille de vingt-deux ans, à Paris, voulut anéantir son produit en le jetant, coupé en morceaux, dans une fosse d'aisances ;

quelques jours après, à l'exemple de Mlle Lemoine, une jeune couturière de la Nièvre brûlait clandestinement le fruit d'un amour illégitime. L'horrible drame de Saint-Cyr venait de subir son expiation, lorsqu'un jeune homme commit sur une fille de onze ans le triple crime de vol, de viol, et d'assassinat!

N'oublions pas de dire que Joannon, l'instigateur du massacre, se repaissait depuis longtemps des œuvres du marquis de Sade, œuvres où la salacité n'a d'égale que la cruauté, — et qui engendrèrent lors de leur apparition la fameuse secte des *Piqueurs*.

Lorsqu'il y a insanité organique, la lutte peut exister; mais elle a fatalement une issue défavorable. Il y a, dans ce cas, quelque chose de plus fort que l'homme, de plus fort que sa résistance, de supérieur à sa volonté... la maladie!

Son état n'est plus le même que celui du précédent, il s'appelle la *Perversion*. Une lecture, un récit, un spectacle public impressionnent un individu *prédisposé*, qui se passionne pour le héros ou la victime de l'exploit; peu à peu cette passion devient idée dominante, elle envahit l'entendement, exalte le pouvoir imitateur, et l'entraîne à la réalisation de son horrible modèle.

La *Gazette nationale allemande* (1802, n° 46) raconte que Marie Franck, âgée de trente-deux ans, de facultés intellectuelles bornées, avait été prise d'un désir irrésistible de mettre le feu, depuis qu'elle avait assisté à un incendie; et malgré ses terreurs et ses repentirs, elle mit le feu successivement à douze maisons, sans pouvoir ni expliquer ni motiver sa conduite.

Depuis que Garibaldi exploite l'enthousiasme populaire, nous avons déjà reçu des jeunes gens, dans nos Asiles, en proie à un délire insurrectionnel, et qui ne parlent que sabre ou mitraille.

Après le double meurtre, dont Papavoine a été l'auteur, une dame d'un rang très-élevé, ayant eu la curiosité de visiter le lieu où l'assassinat avait été commis, fut prise à l'instant même de monomanie incendiaire (1).

Après le procès d'Henriette Cornier, assurait Esquirol à Prichard, six cas à ma connaissance se sont produits de monomanie du meurtre (2).

Deux sont consignés tout au long dans son *Traité des maladies mentales* (3).

La lecture de ce même procès détermina les folies suivantes :

Une femme, nouvellement accouchée, fut prise de monomanie homicide (4) ;

Une autre conçut le projet de tuer un de ses enfants (5) ;

Une veuve étrangla sa fille, en lui passant un bras autour du cou (6) ;

Une domestique fut prise de l'envie de couper la tête au fils de son maître (7).

Lorsque l'insensé Jobard fut condamné aux travaux forcés, plusieurs meurtres envoyèrent dans nos Asiles des aliénés qui avaient cru se faire condamner à mort pour se délivrer innocemment de la vie. Et chaque fois qu'un grand crime s'ébruite, se propage dans les journaux, l'on est sûr que les maisons de fous ne tarderont pas à recevoir de tristes imitateurs. Au mois d'avril de 1857, le Dr Trapenard informait la Société de médecine de Gannat, que la nouvelle d'un double meurtre d'une mère aliénée sur ses enfants, avait déterminé deux

(1) Bertrand, *Globe*, tome IV, p. 4.
(2) *Moral insanity*, 1847, p. 100.
(3) Tome II, p. 218 et suiv.
(4) Séance de l'Académie de Médecine, 8 août 1826.
(5)   *Idem.*   *Idem.*
(6) Georget, *Discussion médico-légale sur la folie*, 1826.
(7) *Gazette des Tribunaux*, 24 juin 1826.

monomanies homicides, — l'une chez une femme de cinquante
ans, l'autre chez une jeune accouchée. Dès que l'histoire
Lemoine fut répandue, l'on ne tarda pas à voir des manies
infanticides; et tout le monde sait qu'à Orchies, au mois
d'octobre dernier, une folle laissée seule avec deux petits
enfants, précipita le plus jeune, âgé de quatre mois, dans
un poële où elle le fit rôtir.

« Lorsqu'il s'est opéré un grand changement intellectuel
et moral dans la société, ce changement influe sur la marche
des idées et sur les conditions de l'existence. Le dévergondage
de l'esprit se révèle, non seulement dans les écrits futiles,
dans les romans, mais encore dans les productions d'un ordre
plus élevé. Quand le théâtre n'offre que des triomphes du
crime et les malheurs de la vertu; quand les livres mis à la
portée de tout le monde par leur bas prix, ne contiennent que
des déclarations contre les croyances, contre les liens de
famille, contre les devoirs de la société; ils inspirent le dédain
pour la vie, les suicides doivent se multiplier.

« La lecture des livres qui vantent le suicide est si funeste,
que Mme de Staël assure que la lecture du Werther de Goëthe
a produit plus de suicides en Allemagne que toutes les femmes
de ce pays. Le suicide est devenu plus fréquent en Angleterre
depuis l'apologie qu'en ont fait les Donn, les Blount, les
Gildon, etc. Il en est de même en France, depuis qu'on a écrit
en faveur de l'homicide de soi-même, et qu'on l'a présenté au
public comme un acte de notre libre arbitre et de courage. »

Voilà ce qu'écrivait Esquirol, il y a déjà plus de vingt ans.
Ces paroles sont-elles moins vraies aujourd'hui? Avons-nous
moins sujet de nous plaindre? L'abus que signale ce maître
a-t-il diminué ou grandi? Le théâtre, le roman, le journal
sont-ils des agents de moralisation? Ne dit-on pas, de toutes

parts, que c'est auprès d'eux que la jeunesse s'instruit, se forme, puise ses inspirations sociales, politiques, religieuses ? Et la jeunesse française donnera-t-elle à la patrie une génération magnifique, lorsqu'elle aura appris sur la foi de nos Caton que la vertu n'est qu'un mot, que le culte est une invention des prêtres, que la famille est un moyen de gouvernement, que l'autorité est le manteau qui abrite la tyrannie ? Car enfin, nous pouvons tous en juger. Qu'est-ce autre chose qu'on enseigne en montrant sous des dehors séduisants l'adultère, l'incrédulité, la débauche, le scepticisme ?

Or, ces maximes subversives, semées, prodiguées sous mille formes plus ou moins attrayantes, provoquent et encouragent l'imitation du mal, elles multiplient le crime et multiplient la folie.

§ 2.

Il résulte de ce que nous venons de dire, et des faits authentiques que nous avons énumérés, que le récit *détaillé* des crimes comme leur lecture suscite et détermine la reproduction d'actes analogues soit de la part du vice, soit de la part de la folie ; soit de la part de la perversité, soit de celle de la perversion ; — en vertu de cette tendance à l'imitation qui, dans le premier cas, implique chez le coupable un défaut de force morale, de résistance aux passions, — qui, dans le second implique, chez l'innocent, un défaut de force organique, de résistance vitale à une maladie qui a son origine dans des prédispositions.

Chez les uns l'exemple a été funeste, parce qu'il n'a pas été ou a été insuffisamment combattu ; chez les autres il a été fatal, parce que le mal a subjugué la volonté.

Mais le résultat, au point de vue immédiat, n'en reste pas moins le même ; et la cause est également préjudiciable à l'humanité, puisqu'elle augmente le nombre de eeux qui peuplent les bagnes et les asiles d'aliénés.

Or, le chiffre connu des causes de nos maladies et des crimes n'est déjà pas si grand qu'on ne doive l'étudier avec empressement, pour tâcher de lui opposer un efficace remède.

Et bien, en l'état, le remède, c'est la disparition de la cause.

Le proverbe : *Sublatâ causâ tollitur effectus*, ne peut trouver, je présume, une plus légitime application. Aucun doute n'est permis à cet égard, après les attentats monstrueux dont nous et nos devanciers ont été souvent témoins.

La science à l'unanimité proclame l'existence du fait, la science est unanime à demander le remède. Que dis-je, la science, — la société tout entière réclame une réforme, parce qu'elle est tout entière menacée. Cette réforme qu'un gouvernement énergique est seul capable de promettre, et qu'un ministre éclairé peut seul introduire, — cette réforme qu'on peut espérer, parce qu'on en a vues apportées dernièrement d'aussi importantes et qui lui étaient connexes... c'est la *défense de la publication des débats par voie de la presse !*

Oh ! je sais bien qu'à ces paroles une certaine classe d'esprits forts va se soulever d'indignation, va crier à l'arbitraire, à la violation des droits, va en appeler enfin à nos libertés modernes ! Mais l'objection est plus spécieuse que réelle, ou plutôt elle n'est qu'apparente : nous essaierons de la réduire à sa plus juste valeur.

N'allons pas plus loin sans signaler l'importance de l'exemple, d'autant plus puissant qu. il procède de haut, par rapport aux gouvernements, aux princes, aux nations qui sèment, à leur insu et au moyen du pouvoir imitateur, les germes du vice ou de la vertu, l'anarchie ou la félicité publiques.

TROISIÈME PARTIE.

———

§ Ier.

Si l'on admet que la lecture immorale porte des fruits vénéneux, et que cette lecture en France est librement répandue, la solution du problème dont nous sommes à la recherche se résumera dans la réponse à cette simple question :

« Est-on libre de propager le mal ?

« En cas d'affirmative, doit-on sacrifier l'avantage du petit « nombre au grand ? »

Et d'abord, qu'est-ce que la liberté ?

Il y a la liberté morale, la liberté politique, la liberté religieuse, la liberté sociale.

La première ne relevant que de la conscience privée et les deux autres étant hors de cause, nous ne nous occuperons que de la dernière qui relève de la conscience publique et qui permet nos contrôles.

Lamennais, que l'on ne suspectera en pareille matière, écrit au peuple que s'il a des devoirs il a des droits; deux attributions inséparables. M. de Montalembert a condensé cette idée du démagogue célèbre, dans cette phrase concise :

« La liberté est le droit limité par le devoir. »

Or, les droits du peuple les voici :

Travailler pour vivre ; vivre pour remplir la tâche providentielle, qui est de cultiver son esprit en même temps que son cœur.

Les devoirs, les voilà :

Adorer Dieu, aider et respecter ses semblables, s'aimer en se respectant.

D'où il suit que les premiers, pour être naturels, n'enfreindront pas les préceptes consacrés par les seconds.

Dans l'espèce, quels sont nos droits?

De cultiver notre esprit, à l'avantage du cœur.

Quels sont nos devoirs?

De respecter le prochain, et de l'aider à cultiver noblement ses facultés.

Lorsque je mets sous les yeux de mon prochain des lectures pernicieuses, que fais-je? Je développe son esprit au détriment de son cœur.... Donc je ne respecte point le prochain, et loin de l'aider à cultiver les facultés de son âme, je lui aide à les corrompre, en obscurcissant en lui les notions du bien et du beau. J'use donc de mes droits au détriment de mes devoirs; j'attente à la liberté publique, et je tombe dans la licence. Donc j'agis contrairement à la sureté générale et je deviens dangereux.

Admettons que j'use d'un droit légitime en débitant à profusion des ouvrages scandaleux, il reste à savoir s'il y a profit ou dommage pour les masses à ce que mes droits soient sacrifiés ou à ce qu'ils soient respectés.

Sans aller jusqu'à croire avec Robespierre que les colonies doivent périr plutôt que les principes, tout le monde acceptera cette maxime d'un plus fameux politique, Machiavel, que les intérêts particuliers doivent fléchir devant les intérêts généraux.

Or, la morale publique est un intérêt généreux et universel :

la satisfaction de l'esprit est un intérêt égoïste et particulier.

Cette satisfaction, très-noble en soi au point de vue doctrinal, devient vile dans l'espèce quant à ses applications, puisqu'elle ne peut s'obtenir sans préjudice étendu. En me la procurant avec des millions de mes semblables, je froisse les intérêts de millions d'autres, intérêts moraux qui doivent les primer tous. Or, comme cette multitude de mes semblables a droit également à se protéger contre les mauvais conseils, les mauvais exemples, — leur droit ne constitue la limite de mes devoirs, qui m'imposent pour loi d'obéir en vue de la majorité.

Ne voyons-nous pas, du reste, chaque jour des décrets qui avec justice ralentissent l'essor d'une liberté politique, parce que son exercice est une gêne aux libertés sociales; et ne voyons - nous pas ces décrets restreignant les libertés individuelles pour permettre le développement de libertés générales?

Ce principe est applicable à toute branche d'industrie, de commerce, de profession; dans l'ordre matériel comme dans l'ordre moral. Nous l'opposons constamment aux objections qu'on élève que telle ou telle société est mauvaise, parce que tels ou tels membres la déshonorent. Et en effet : que penser de pareilles maximes? Tous les médecins que je connais sont ignorants, donc la médecine est une sottise, supprimons l'art médical! — Tous les ecclésiastiques que j'ai fréquentés sont des prévaricateurs, donc le clergé est un objet de scandale, supprimons notre clergé! En vérité, répondrai-je, tel corps d'état est plus ou moins respectable, mais il rend plus de services que son absence n'aurait d'inconvénients. Tels individus de cette corporation se conduisent malhonnêtement; mais le plus grand nombre est sage, et donne de bons résultats. Quelques-uns se trouvent lésés, mais beaucoup s'en trouvent bien.

On entend des gens de très-bonne foi s'écrier que la publication des crimes est extrêmement profitable, en ce qu'elle éclaire sur les vices, dont elle indique l'origine, dont elle explique les motifs.

J'avoue que ce raisonnement m'a toujours semblé étrange ou parfaitement ingénu. Je n'ai jamais compris que la vue du vice inspire l'horreur du vice ; tant cette idée est contraire à la théorie expérimentale de l'imitation que nous avons démontrée. Ces philosophes qui veulent faire la vertu avec du vice me rappellent ce candide républicain qui prétendait faire de l'ordre avec du désordre. On ne déracine pas un vice en le cachant aux yeux du monde, non, sans doute ; pour détruire ce vice il faut en tarir la source, par conséquent viser plus haut qu'à une opération de police : mais si on n'arrache pas le vice lui-même, on le prive d'un de ses moyens de multiplication, et c'est déjà un résultat enviable.

Je ne puis mieux rendre ma pensée qu'en rapportant ces paroles d'un confrère distingué, inspirées par la multiplicité inouïe des scandales de l'an dernier :

« Lorsque l'inflexible sévérité d'un maître, la dureté d'un patron avide, l'aversion d'une marâtre ou la haine provoquée d'un père ont donné lieu pour la première fois à une poursuite judiciaire, motivée par des sévices exercés sur un enfant, et que les plaies hideuses du jeune martyr sont venues s'étaler à l'audience, — si la presse avait étouffé le retentissement de cette misérable affaire, la pensée de l'imiter ne serait sans doute venue à personne, et les archives de la justice criminelle auraient conservé la relation d'un acte isolé.... Pourquoi familiariser les cerveaux fragiles, les organisations impressionnables, les sujets débiles, méchants ou corrompus, avec ces permanentes exhibitions de tortures, de réchauds, de fer, de corde ou de poison ?... Rien n'est si prompt à se communiquer comme une grande émotion de l'esprit et du cœur, et rien dans des conditions déterminées, n'est plus apte à retentir sur la pensée, la volonté et la raison, que cette anxieuse perplexité où plonge le récit d'événements tragiques.

« C'est d'abord avec une répulsion profonde que l'homme accueille la relation de ces drames journaliers. Las de se révolter en pure perte, il proteste ensuite timidement, et comme rien n'est plus tyrannique que l'habitude, il arrive à une indifférence complète. Peu à peu ses yeux se reposent avec complaisance sur cette clinique de l'assassinat, et il va s'assimilant tacitement toutes les particularités insolites de l'acte commis. De là à la propagation sympathique, il n'y a qu'un pas.

« Plus un crime est entouré de mystères et de circonstances extraordinaires, plus il est accompagné de ruses, de raffinements de barbarie, plus les causes en ont été impénétrables, plus les récits de la presse en ont été pittoresques et émouvants, et plus le pouvoir exercé sur l'imagination humaine et sur l'influence imitatrice est fécond en dangereux enseignements. Un jour viendra peut-être où des passions, ensevelies dans les replis les plus cachés du cœur, demanderont impérieusement à être assouvies ; les moyens d'exécution font-ils défaut, on interroge ses souvenirs, on recourt au texte, et muni de ces instructions, le bras frappe en calquant les coups sur ceux dont le journal lui a dévoilé la justesse.

« Que l'on fasse des recueils spéciaux pour les besoins de la science, de la magistrature ou du barreau, c'est évidemment fort utile ; mais que l'on ne mette point dans les mains de tous cet instrument de corruption morale. A ce prix vous verrez diminuer les chiffres aujourd'hui si élevés du crime et de la mort volontaire, et les sévices graves ne nous apparaîtront plus dans la suite que comme les fruits d'une littérature dont la liberté va jusqu'au délire (1). »

M. Brière de Boismont croit trouver à ces paroles une réponse péremptoire :

« La restriction que vous demandez, dit-il, a été mise à exécution pour une catégorie de crimes. La loi a ordonné que les attentats à la pudeur sur les enfants fussent jugés à huis-clos. Cette disposition a été rigoureusement appliquée. A-t-on réussi par là à en diminuer la fréquence? J'ouvre les comptes-rendus de la justice criminelle, et je tombe par hasard sur l'année 1839 : leur chiffre est à cette époque de 276. Je les compare avec ceux de 1854 et 1858, et je lis que pour la première de ces années il a été porté à 617, et qu'il s'est élevé pour la seconde à 784 ! Donc, malgré l'absence de publicité, le nombre des attentats à la pudeur s'est accru (2). »

J'avoue que cette logique me paraît peu rigoureuse. Qui empêcherait d'en tirer cette doctrine singulière? « Le nombre des attentats à la pudeur s'est accru progressivement en raison inverse de la publicité, donc il faut augmenter leur..... Je n'ose terminer la conclusion !

M. Brière de Boismont sait mieux que moi la valeur qu'il faut accorder au chiffre en médecine, et la manière de se servir de la statistique dans ses applications aux faits de l'ordre moral. Pour qu'une telle statistique eût une valeur réelle, il aurait fallu qu'elle indiquât les nombres annuels comparatifs des attentats de ce genre produits par l'imitation avec ceux commis en dehors de toute espèce d'exemple.

Le chiffre des attentats s'est donc accru, non pas à cause de

(1) Legrand du Saulle, *Annales médico-psychologiques*, 1860, tome VI, pag. 504 et 505.
(2) *Gazette des Hôpitaux*, 28 avril 1860.

l'absence de publicité, mais malgré elle ; parce que les causes qui produisent ces attentats ont quintuplé.

Je crois, comme lui, que l'instruction et l'éducation sont les moyens préventifs à opposer à de pareils crimes ; mais je crois aussi que la limitation de ceux-ci n'est nullement à dédaigner.

Du reste, entendons – nous bien ! Publication n'est pas synonyme de publicité.

La publicité, c'est-à-dire une chose portée à la connaissance universelle, peut être favorable malgré ses inconvénients, j'en conviens ; elle peut être utile non seulement comme capable de prévenir le vice en ouvrant les yeux sur les suites funestes des penchants et des passions, mais encore pour éclairer la conscience publique sur le degré de culpabilité, pour défendre l'accusation et protéger l'inculpé.

Mais le narrateur qui fouille dans les entrailles de la victime, qui étale avec complaisance les raffinements de la débauche, qui dévoile aux enfants et aux femmes les turpitudes de l'orgie et les combinaisons infernales du vol, qui effeuille enfin prématurément chez eux les plus douces illusions, et peuple leur imagination de tableaux obscènes et cruels, — séduit les passions basses, et possède pour les âmes vulgaires un attrait aussi puissant que celui qui nous attire vers l'abîme !

Cette manière d'instruire les masses est-elle sensée ; et que penserait-on d'un père de famille qui prendrait son fils ou sa fille au sortir du collége pour les conduire dans les repaires du libertinage et de la scélératesse, afin de leur inspirer le dégoût et la crainte des ignominies qu'ils y eussent appris ?

Nos lois criminelles modernes ont fait de la publicité des débats judiciaires la base de la défense des accusés. En vertu de cette disposition juridique, les magistrats prononcent sur l'accusé, l'opinion prononce sur le public, et le public juge les juges. L'incriminé, lui aussi, a ses garanties, si bien comprises par nos pères que, jusqu'à François Ier, ce principe fut appliqué, et que la révolution française n'eut rien de plus pressé que de le remettre en vigueur.

Les avocats, d'une audience à l'autre, ont le temps de s'éclairer, les magistrats de réfléchir, le peuple de critiquer, vérifier, contrôler. On peut, à l'aide de cet intervalle, rectifier des erreurs, réparer des omissions, combler des lacunes.

Ce moyen personne ne conteste son utilité. Mais bien différent il est de celui qui consiste à détailler les péripéties du drame, et à en pratiquer pour ainsi dire l'autopsie au milieu d'une foule avide ; qui pénètre au sein du foyer domestique, souille l'innocence des enfants, viole la chasteté des mères, — et devient la nourriture intellectuelle qui porte un poison mortel au cœur de la société.

Or, cette publication est non seulement délétère pour la majorité, mais encore elle n'ajoute rien à l'éclaircissement des débats, à l'utilité de la défense, aux garanties morales invoquées et revendiquées par l'accusé.

Pour quelques-uns qui tireront quelque fruit, mille autres s'en trouveront mal, ou s'en retireront moins éclairés qu'avant l'ouverture de la session. En outre : combien de cas où l'accusation, — d'abord grave et considérable, — s'éparpille, s'amincit, se rapetisse, disparaît même à travers la lutte et les plaidoyers ! Combien de cas où, après la lecture du réquisitoire et l'audition des débats, l'accusé absous, innocent aux yeux des hommes, ne sort-il pas du tribunal accablé sous le poids d'une imputation odieuse et d'une tache ineffaçable ?

Une dernière considération milite encore en faveur de la prohibition que je réclame, malgré les réclamations des partisans de la liberté illimitée de la presse : la flétrissure des familles.

« N'est-ce donc rien non plus, a dit avec raison un habile publiciste, que la justice et la moralité des peines ? — Par la note indélébile qu'elle attache aux noms propres, la publication des débats est l'équivalent du rétablissement de la marque ; car, si l'on prescrit la peine on ne prescrit pas le déshonneur. Et si l'on a aboli la marque pour les coupables, pourquoi les effets en seraient-ils maintenus, même pour tant d'innocents ?

« Nous comprenons l'utilité qu'il peut y avoir pour l'intérêt général, dans cette solidarité de bonne et de mauvaise renommée qui lie entre eux les membres d'une famille. Dès qu'on participe à l'honneur du membre qui s'élève, il est juste qu'on participe à la confusion du membre qui déchoit ; mais cette solidarité doit avoir une limite, et puisqu'on n'est pas célèbre uniquement parce qu'on a un père ou un frère glorieux, on ne doit pas non plus pouvoir être déshonoré, parce qu'on a une sœur ou une mère condamnée. La société n'a aucun intérêt à abaisser inutilement ses membres ; au contraire, et dès lors elle n'a aucune raison d'autoriser ces divulgations indiscrètes, malséantes et scandaleuses, qui attachent toute une famille au pilori d'un seul de ses membres.

« Que la loi soit pleinement satisfaite ; que, dans le jugement des procès criminels, l'accusé ait pour garantie la publicité de la salle d'audience ; mais dans toutes les causes où le président est forcé de faire, au nom de la justice, de ces questions auxquelles les témoins et les accusés eux-mêmes, sommés de répondre, ne répondent qu'à voix basse ou en rougissant, qu'on en épargne le scandale aux familles honnêtes, qu'on réserve ces immondices pour la salle de dissection où la main pure et ferme du magistrat est obligé de plonger dans le plus épais et le plus infect des purulences humaines.

5

« Quant aux dames qui, sans y être forcées, se mêlent à cette fange, il faut apparemment qu'elles n'en puissent pas être souillées. » (*Granier de Cassagnac.*)

Je me résume :

L'homme est une unité composée, soit sous le rapport matériel, soit sous le rapport spirituel. De même que son corps est constitué par une réunion harmonique d'organes que l'on nomme cerveau, cœur, entrailles, — son dynamisme est constitué par une réunion harmonique de forces, que l'on nomme : Vie, Intelligence, Raison.

La Vie comprend, dans son domaine, tous les instincts; c'est-à-dire les actes aveugles, fatals, imperfectibles, et communs aux animaux.

Parmi les instincts se trouve l'Imitation, dont le degré, — pour chaque individu, — est en proportion avec la place qu'il occupe dans la hiérarchie des êtres. Par la perfection plus grande de son organisme, l'homme est, de tous, celui qui la possède à sa plus haute puissance. Dans le règne humain, l'enfant, la femme, le sauvage en sont les premiers doués.

Comme tous les actes instinctifs, l'Imitation, dans ce règne, a une double origine (1). En conséquence de l'union intime de l'Esprit avec la Vie, elle est spontanée ou sympathique, — directe ou indirecte, aveugle ou réfléchie; tantôt elle a la Vie pour point de départ, et tantôt l'Entendement. Ce double pouvoir d'imiter est sujet à déviation, à erreur, à maladie.

Lorsqu'il est mis en jeu par une idée pernicieuse, selon que

(1) Le mot Origine est pris, ici, dans le sens de Cause sollicitante.

cette idée est ou non combattue par la Faculté supérieure nommée Raison, il donne lieu à la formation du vice ou de la vertu.

Ce vice résulte d'une *Perversité*.

Lorsqu'il est mis en jeu par une excitation pernicieuse, mais directe et physiologique, la lutte n'est pas possible, et le sujet qui est en cause devient l'esclave d'une maladie.

Ce vice résulte d'une *Perversion :* tantôt ce n'est qu'une névrose, tantôt c'est de la folie.

La névrose comprend les spasmes, la chorée, l'hystérie, l'épilepsie.

De cette notion expérimentale découlent l'influence de l'exemple, et l'importance d'une raison éclairée, propre à contrebalancer les suggestions de l'instinct, partant résister au mal.

Mais il en découle un second enseignement : l'exemple du crime se transmet par imitation. En outre : plus le crime est grand, prestigieux, circonstancié, mieux et plus fidèlement il se propage; soit à l'état de santé, soit à l'état de maladie : assertion prouvée chaque jour par des faits, dont il est impossible de récuser l'authenticité.

Dès lors : utilité des bons exemples, dangers de la divulgation du mal, nécessité d'en cacher les détails horribles, nécessité d'une mesure qui, sans empêcher, hélas ! celui-ci de se produire, le prive d'un de ses moyens de reproduction.

Arguer de la restriction des écrits pernicieux à une violation de la liberté, n'est rien moins que spécieux. Publier de pareils écrits, c'est tomber dans la licence d'abord; c'est ensuite porter atteinte aux libertés générales; sacrifier l'intérêt avoué de tous à l'intérêt prétendu de quelques-uns. Car, si le peuple a des droits, il a aussi des devoirs; et le droit d'écrire doit être limité par le devoir de respecter la morale.

Quant à la publicité, nécessaire à la défense des accusés,

qui fait partie constituante de notre code criminel, elle est très-abondamment fournie par celle de l'audience, qui elle-même est suffisamment accessible.

Ces propositions sont les conséquences logiques de principes, puisés dans la nature même, c'est-à-dire aux sources de la vérité.

Je fais donc des vœux :

Pour qu'une loi sage, semblable à celle qui réfrène la licence des drames et des romans, *restreigne* la publication des crimes par la presse ;

Pour que l'autorité puise dans son esprit de justice une transaction capable de concilier les intérêts moraux et matériels, afin qu'on ne laisse plus errer sur la voie publique les épileptiques ou les misérables qui les simulent ;

Pour que les exécutions capitales changent une partie de leur mode, et que les échafauds, autour desquels se pressent principalement les femmes, continuent à être une leçon comme un avertissement, mais cessent de devenir pour les esprits maladifs une vraie provocation sanguinaire.

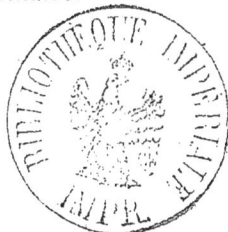